AF582103

Traduction de la brochure hollandaise
De Middelen ter voorkoming van groote gezinnen.

MOYENS D'ÉVITER LES GRANDES FAMILLES

Brochure publiée par la Ligue Néo-Malthusienne (Société sanctionnée comme personne civile par décret royal du 30 janvier 1895, N° 24).

PRIX : 30 centimes

LIBRAIRIE DE *RÉGÉNÉRATION*
27, rue de la Duée
PARIS. XXe

AUX LECTEURS

L'étude de la question sexuelle, si importante au triple point de vue individuel, familial et social, s'impose à tous ceux qui veulent le bonheur de l'Humanité.

Rarement une doctrine a été aussi décriée, et par conséquent, plus méconnue que celle de la prudence procréatrice.

Peu l'ont étudiée, tous en parlent, ne la connaissant que par les diffamations des pudibonds et des réactionnaires.

A tous ceux qui cherchent sincèrement la vérité, à tous ceux qui veulent **savoir** pour **agir** nous disons :

Lisez et faites lire, abonnez-vous
et faites abonner vos amis à

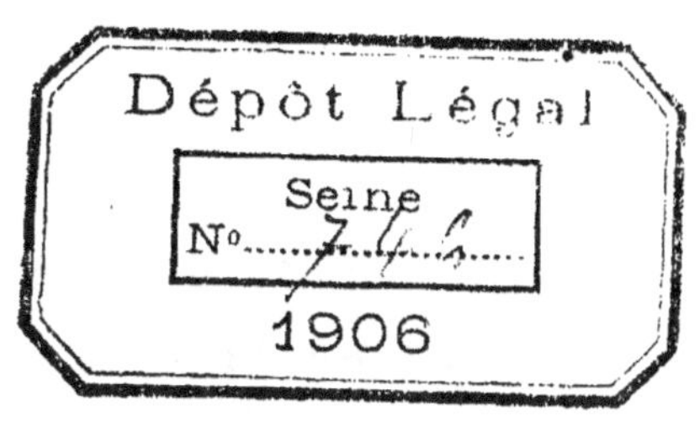

Traduction de la brochure hollandaise
De Middelen ter voorkoming van groote gezinnen.

MOYENS
D'ÉVITER LES GRANDES FAMILLES

Brochure publiée par la Ligue Néo-Malthusienne néerlandaise (Société sanctionnée comme personne civile par décret royal du 30 janvier 1895. N° 24).

Dernière édition
corrigée et augmentée. 1er mars 1902.

Mr N. G. Pierson, *docteur en Droit, ancien ministre des Finances du royaume de Hollande, dit dans son* Traité d'économie publique, *deuxième partie, page 163, lignes 6-8 en haut :*

« On ne peut s'attendre à aucune amélioration « véritable des conditions économiques si le « nombre des naissances ne diminue pas consi- « dérablement. »

Le Conseil de la Ligue Néo-Malthusienne *appelle l'attention sur ce fait, qu'elle a pour but unique de PRÉVENIR la grossesse, et non pas de provoquer l'avortement.*

Les personnes étrangères à la Ligue peuvent toujours obtenir gratuitement, au même titre que les membres, des exemplaires de cette brochure, en donnant la preuve qu'elles les demandent pour s'instruire elles-mêmes ou instruire les autres. On n'envoie plus la brochure en grande quantité, sinon par exception et exclusivement pour une distribution *désintéressée* et efficace. A cet effet, il faut s'adresser au bureau de la Ligue (Med. Dr J. RUTGERS, Haringvliet, 52, Rotterdam) en indiquant ses nom, prénom et adresse.

Les membres du Bureau (voir page 16) expédient également cette brochure.

Les personnes étrangères à la Ligue, pour la recevoir par la poste, doivent joindre à leur demande les frais d'envoi en timbres-poste.

Prix pour la Néerlande

L'affranchissement d'un envoi sous enveloppe est de de 10 cents (0 florin 10) pour un nombre de un à seize exemplaires.

Comme imprimé dans une enveloppe ouverte, 1 cent pour un exemplaire, et 1 cent pour chaque exemplaire en plus.

Par colis-postal on peut recevoir 60 exemplaires pour 15 cents.

Tous les exemplaires authentiques de cette édition sont revêtues de la griffe du secrétaire général.

Prix pour la France et la Belgique en s'adressant à *la Ligue de la Régénération humaine*, 27, rue de la Duée, Paris XXe ou à un de ses correspondants.

Sous enveloppe fermée : 15 centimes par 15 grammes.
Sous enveloppe ouverte : 5 centimes par 50 grammes
Colis-postal de 3 kilos en gare, 60 centimes, à domicile dans les villes ayant un factage, 85 centimes.
Colis-postal de 5 kilos, 0 80 et 1 fr. 05.

Le bureau de la Ligue fera des envois gratuits quand il le jugera bon; mais, disposant d'un très petit capital, il devra en général faire payer la brochure : 0 fr. 30.

EXTRAITS DES STATUTS
DE LA
LIGUE NÉO-MALTHUSIENNE

But

ART. 3. — Le but de l'association est :

a) La diffusion des connaissances relatives à la loi de la population, de ses conséquences et de son influence sur les mœurs et es habitudes des hommes.

b) La diffusion des connaissances concernant les moyens légaux à l'aide desquels chacun peut empêcher les naissances trop nombreuses, dans le cas où l'arrivée d'un enfant diminue les chances de bonheur pour les familles, et même leur ôte toute possibilité d'une vie digne de l'humanité.

Moyens

ART. 4. — Elle s'efforce d'atteindre ce but par :

a La publication et la diffusion d'écrits populaires gratuits ou à fort bon marché.

b) L'organisation de conférences.

c) Et tous les arrangements possibles pour que des personnes compétentes puissent enseigner aux gens ayant peu de ressources, les moyens dont il est question, article 3 *b*.

Des Membres

ART. 5. — Sont inscrits comme membres de l'Association ceux qui oralement ou par écrit, en expriment le désir au secrétaire-trésorier ou à l'un des membres de l'administration générale.

ART. 6. — L'année sociale commence au 1er janvier et finit au 31 décembre. La cotisation annuelle est d'au moins un florin (2 fr. 11.)

Les membres d'une association ouvrière peuvent devenir membres de la Ligue moyennant une contribution annuelle de 25 cents.

L'administration générale peut admettre comme membres, moyennant une contribution inférieure à un florin, les personnes à qui leurs ressources matérielles ne permettraient pas de verser annuellement cette somme.

ART. 7. — Les membres protecteurs sont ceux qui paient une contribution annuelle d'au moins cinq florins.

ART. 9. — Les membres de la Ligue ont tous droit à un exemplaire des brochures publiées par la Ligue, qui leur sera envoyé franco le plus tôt possible après la publication. Chaque membre qui sera reçu dans la Ligue recevra, avec les statuts, un exemplaire des brochures publiées antérieurement quand, toutefois, il y en aura encore de disponibles

AVIS MÉDICAL

Des raisons de santé, le souci de l'éducation de ses enfants ou toute autre cause personnelle portent la mère de famille à éviter les couches fréquentes. Il y a pour cela dans le mariage des précautions à prendre, des moyens qui peuvent être employés par la femme tout aussi bien que par le mari. Ces moyens ne sont pas absolument infaillibles (1); il faut s'en servir avec beaucoup de soin et de persévérance si l'on veut réduire à leur minimum les chances que l'on a d'augmenter le nombre de ses enfants.

Nous donnerons les détails les plus minutieux sur chacun des moyens aujourd'hui connus en insistant, à la fin, sur les *injections*, car la partie essentielle de tout moyen préventif, est la propreté.

C'est chez la femme ayant déjà enfanté que les moyens dont nous allons parler s'appliquent avec le plus de facilité ; plus les parties génitales sont étroites plus leur application est difficile. (Il va sans dire que nous ne parlerons pas ici des satisfactions sexuelles dites contre nature, telles que l'onanisme ; qui peuvent même être nuisibles à la santé, étant souvent plutôt une excitation artificielle que l'assouvissement d'un besoin physiologique.)

*
* *

Quand le médecin accoucheur en examinant une femme, porte le doigt mouillé d'un peu de savon, aussi loin que possible dans les parties génitales, il touche enfin à une petite protubérance, comme le sommet d'un doigt, qui est la partie inférieure de la matrice (Voir la gravure page 4). La matrice dont on sent à peine l'orifice au milieu de cette protubérance, est le « nid » dans lequel l'ovule humain se « couve ».

---

(1) Les seuls moyens infaillibles sont des opérations : l'obstruction par ligature ou compression des trompes de Fallope, l'enlèvement de l'utérus ou des ovaires de la femme, des te[illegible] de l'homme.

Dès que le liquide masculin (sperme) a pénétré jusque dans l'orifice de la matrice, la femme ne peut plus empêcher la grossesse, même si elle fait immédiatement les injections vaginales les plus actives ; et, faire des injections dans la matrice ou employer tout autre moyen destiné à atteindre l'ovule dans la matrice est plus ou moins dangereux, ces opérations pouvant déterminer fièvre ou hémorrhagie. Ces opérations sont du ressort de la médecine ou de la chirurgie et

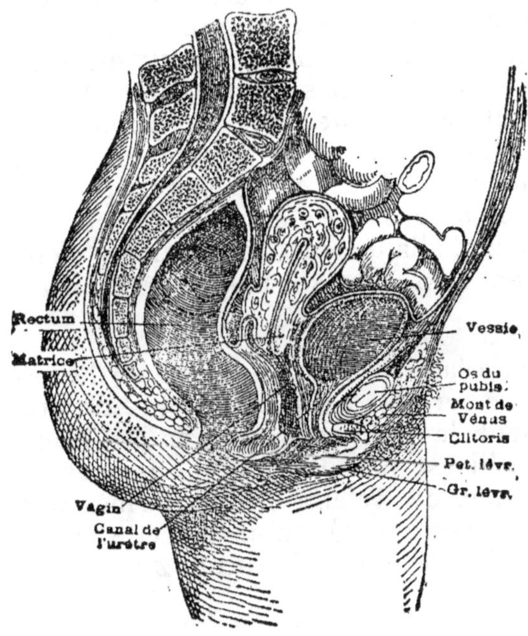

ne sont permises que pour prévenir, chez la femme, une maladie dangereuse, un danger de mort imminent. Les médicaments ou poisons conseillés pour rétablir les règles sont rarement efficaces, et même dangereux.

Les moyens suivants n'ont d'autre but que d'empêcher le sperme de pénétrer dans l'orifice de la matrice ; ils ne nuisent en rien à la santé et ne sont dans aucun pays civilisé, interdits ni par la morale, ni par les lois.

Moyens à employer par le mari

Le principal moyen anti-conceptionnel est, naturellement, la **continence absolue, perpétuelle;** il s'impose dans certains cas, quand la femme est malade, par exemple, ou quand elle a besoin de repos.

La femme qui, par ce moyen veut rester libre, doit malgré tout, prendre de grands soins de propreté. Et, si l'homme s'oublie un moment, la femme doit immédiatement se donner d'énergiques injections.

Des médecins pensent que l'**abstention périodique** pendant les règles et durant une semaine avant et après, suffirait à éviter la conception ; il ne faut pas s'y fier. Il est vrai que la femme est moins féconde pendant ce laps de temps. Cependant on a vu des cas nombreux de grossesse en dépit de cette précaution.

Pendant l'allaitement, les chances d'être enceinte diminuent aussi ; mais il n'y a rien de certain.

*
* *

Avec de la force de volonté et de l'exercice, il est possible à certains hommes ardents de pratiquer fréquemment le coït sans arriver à l'éjaculation ; de même qu'il est possible aux personnes civilisées et intelligentes de retenir leurs larmes dans les plus grandes émotions. On nomme cette sorte de faculté spéciale de prévention, la **carezza**.

*
* *

Lorsque le mari ne peut employer d'autres moyens, il peut toujours pratiquer le **retrait** avant l'émission de sorte que celle-ci ait lieu en dehors des parties génitales de la femme ; mais il suffirait même que le liquide spermatique mouillât les parties génitales extérieures pour que, plus tard, elle fût fécondée.

Cette méthode est simple, ne coûte rien et n'exige aucun arrangement préliminaire, mais la femme doit s'injecter immédiatement avec soin si elle redoute quelque négligence du mari. Celui-ci doit aussi se laver les parties génitales énergiquement (c'est-à-dire en relevant le prépuce) s'il recommence le coït dans les 24 heures.

Quand l'effort n'est pas trop violent pour l'homme, quand la femme est satisfaite, ce moyen ne nuit pas à la santé. En tout cas, on peut employer cette méthode comme variante avec les autres.

*
* *

Lorsque le membre viril est enveloppé d'un *condom*, petit sac à paroi mince, il n'y a aucun danger pour la femme, d'être enceinte si l'instrument ne se déchire pas. Dans tous les magasins de chirurgie on vend les **condoms en caoutchouc**, ou capotes, à deux ou trois francs la douzaine. Il faut en général préférer une dimension un peu grande car ces instruments se rétrécissent quand on les emploie plus d'une fois.

Lorsqu'on se sert du condom, il faut avoir soin de ne pas le mettre jusqu'au fond et chasser le mieux possible l'air qui peut rester dans le ballon ; on peut aussi humecter le fond intérieur avec un peu d'eau de savon ou de salive.

Si, après usage le condom est vide, on est averti qu'il est déchiré ; la femme doit immédiatement prendre des injections énergiques, mais il peut être déjà trop tard.

Le condom peut servir plusieurs fois ; dans ce cas, il faut chaque fois, le laver, l'essuyer, y insuffler un peu d'air pour ôter les plis, et pour voir s'il n'est pas déchiré, et enfin le saupoudrer, avec une poudre quelconque d'abord sur la paroi extérieure, ensuite sur la paroi intérieure. On préfère généralement la poudre de talc ou mieux de lycopode que l'on trouve à bas prix chez les droguistes et chez les pharmaciens. Après l'avoir retourné dans la poudre, on enroule le condom en le retroussant en anneau sur un mandrin cylindrique ou sur deux doigts, pour le dérouler au moment de l'usage.

On ne doit pas se servir trop longtemps des mêmes condoms, ni de trop vieux, car à la longue, ils perdent de leur solidité. Comme tous les objets en caoutchouc, il vaut mieux les garder dans un endroit plutôt humide à l'abri de la lumière et de la gelée. Il ne faut pas les toucher avec des substances grasses : huile, graisse, vaseline, paraffine, etc., non plus qu'avec de l'acide phénique ou autres substances agissant sur le caoutchouc.

Il existe aussi des **condoms en baudruche** fabriqués avec l'intestin cœcum des moutons. Ils se vendent plus cher et sont encore plus résistants que les condoms en caoutchouc. Ils ont l'inconvénient de devenir très durs après des usages répétés. Ils ne sont pas élastiques, ne peuvent par conséquent pas s'enrouler, de sorte qu'on ne peut les mettre s'ils deviennent trop étroits. Avant d'employer ces appareils, il faut les examiner attentivement à la lumière et en y insufflant un peu d'air pour voir s'ils n'ont pas de trous ou s'ils ne sont pas formés de lambeaux collés qui se détachent dès qu'ils ont été mouillés. Lorsqu'ils sont bons ils peuvent servir un mois. Leur usage est identique à celui des capotes en caoutchouc.

La capote est le seul des préventifs qui diminue d'une manière efficace les chances de contracter les maladies vénériennes.

Lorsqu'on pense qu'il peut y avoir danger de contagion vénérienne il est nécessaire de laver la capote avec une solution de sublimé (bichlorure de mercure) au 10.000^{me}; ensuite il faut l'essuyer et la saupoudrer.

En faisant cette opération immédiatement après le coït, on sait tout de suite si l'instrument s'est déchiré; dans ce cas, il faut que l'homme se lave et que la femme se donne une injection avec cette même solution, non seulement pour prévenir la contagion en ce qui les concerne, mais aussi la naissance de l'enfant malade qui pourrait résulter de ce rapprochement.

Moyens que peut appliquer la femme

La femme peut prévenir la grossesse en s'introduisant dans le vagin le **pessaire occlus** du Dr **Mensinga**; si ce pessaire ne reste pas en place on emploie le **modèle Matrisalus** qui est un peu courbé ; dans le cas ou celui-ci ne va pas non plus, le mari doit prendre le condom ou capote. Si, enfin, l'homme se refuse à prendre le condom, la femme doit user du **pessaire tubulaire** ou faute de mieux de l'**éponge**. (1)

Ces instruments destinés à occlure l'entrée de la matrice, ne se portent pas durant le jour. La femme peut les introduire tous les soirs (de préférence avant la rentrée du mari) après avoir pris une injection efficace. Durant la nuit on peut laisser tout en place, à moins qu'on ne craigne que l'instrument soit mal placé. Le lendemain, ou dans les cas graves immédiatement après le coït, on fait la toilette : petite injection d'abord pour faire écouler la masse du sperme, enlèvement de l'instrument dans la position debout, puis grande injection pour atteindre les moindres replis de l'organe. Il faut ensuite nettoyer le pessaire avec grand soin, voir s'il est en bon état, l'essuyer légèrement et le ranger, mais sans aucun emballage.

Durant ses règles, la femme doit s'abstenir de tout rapprochement sexuel. S'il lui arrivait pourtant d'en avoir au moment où les règles apparaissent il lui faudrait prendre d'énergiques injections.

Les moyens que nous indiquons à l'usage des femmes ont ce grand avantage qu'ils leur permettent d'être insouciantes durant le rapprochement sexuel; c'est aussi un point important que l'initiative du mari n'entre pas en jeu.

Si les instruments sont bien placés, le mari ne peut

(1) C'est le seul procédé féminin qu'on puisse indiquer dans les pays où n'existent pas de praticiens, d'experts pour choisir et apprendre à placer les pessaires.

s'apercevoir de leur emploi par la femme. Il faut du reste, qu'ils ne gênent en rien la femme ; s'ils produisent la moindre douleur c'est qu'ils sont ou mal choisis ou mal placés ; dans le premier cas il importe de les changer.

Si la femme a quelque maladie déclarée de ses organes génitaux, elle doit s'abstenir de tout rapprochement jusqu'à guérison ; dans le doute, elle doit, avant d'employer ces moyens, consulter un médecin.

*
* *

Le choix des instruments et la manière de les placer doivent être indiqués à la femme par un médecin, une sage-femme ou par tout autre personne connaissant la question. Si cette assistance lui fait défaut elle peut essayer elle-même d'après les directions suivantes :

Le **pessaire Mensinga** (prix 2 fr.) est un simple anneau fermé par une membrane en caoutchouc courbé en hémisphère ; peu importe que le côté convexe de cette hémisphère soit dirigé vers le haut ou le bas. Ces instruments se fabriquent sous différentes dimensions et portent des numéros correspondant à leur diamètre en centimètres. C'est le plus grand numéro introduit sans gêne qui donne le plus de sécurité (1) Il faut commencer par essayer le n° 7 3/4.

Ordinairement on mouille le pessaire du même liquide qui sert à l'injection ; mais, la première fois, et toujours quand le pessaire s'introduit difficilement on peut mouiller les parties génitales externes d'un peu d'eau de savon pour les rendre glissantes. Lorsqu'elle essaie un pessaire pour la première fois, la

(1) Nous conseillons aux fiancées de choisir leur pessaire quelques semaines avant le mariage pour que la gêne qui en résulte durant les premiers jours ait disparu au moment du mariage. Le numéro 6 3|4 ou 7 leur conviendra en général ; bientôt après le mariage elles devront choisir des numéros plus hauts. L'orifice externe des parties génitales peut être très étroit, et pourtant la cavité du vagin assez spacieuse.

femme doit se mettre à son aise, se déshabiller, enlever son corset, puis s'accroupir, courbée, les jambes écartées ; elle doit auparavant avoir été à la selle.

Pour placer le pessaire, on l'enfonce dans la vulve, et comme celle-ci est une fente longitudinale, en serrant un peu l'anneau en forme de 8 et non en angle aigu, mais sans exagération cependant pour ne point casser le ressort qu'il contient. La partie qui entre la première doit se placer en arrière ; celle qui entre la dernière doit se cacher totalement derrière l'os du pubis qu'on rencontre en avant. En courbant le doigt autour de cet os on peut pousser le pessaire aussi haut que possible.

Il est nécessaire de bien choisir le pessaire. Les conditions essentielles sont : 1° qu'il n'existe aucun espace entre le pessaire et l'os pubis, ni qu'il puisse y en avoir quand on le pousse autant que possible en arrière (1); 2° on doit sentir le sommet inférieur de la matrice couvert par la membrane du pessaire quand on introduit le doigt aussi loin que possible (voir page 4). D'ordinaire il faut essayer le plus grand numéro possible, puis des numéros supérieurs jusqu'à ce qu'on trouve le pessaire réalisant ces conditions.

Si la membrane du pessaire ne couvrait pas l'ouverture de la matrice, il n'y aurait naturellement pas occlusion. Pour obvier à cette difficulté il faut pousser le pessaire non point dans la direction de l'abdomen, mais dans celle de l'anus. Cette façon d'opérer peut échouer quand la femme est debout ; elle réussira mieux si la femme se couche.

Quand on a trouvé le pessaire réalisant les indications ci-dessus on doit voir encore si l'instrument reste bien en place lorsque la femme reste debout les jambes écartées et fait en même temps une sorte de

(1) Un tout petit espace peut être laissé à condition que le mari prenne soin de ne pas élargir cet espace pendant le coït.

massage du ventre comme dans les cas de selles difficiles. Si dans ces conditions le pessaire descend un espace se forme entre le pessaire et l'os pubique, il faut essayer encore un numéro plus élevé. Si aucun numéro du pessaire Mensinga n'allait, il faudrait faire usage du **pessaire Matrisalus**, (prix 3 fr.) qui est plus difficile à manier, car pour cet instrument on doit veiller à ce que le côté convexe se place en dessus et la partie courbée en avant, en correspondance avec la partie courbe de l'os pubis. Ce pessaire présente l'avantage essentiel de ne pas descendre même si on fait le massage de l'abdomen indiqué. D'ailleurs ce pessaire s'essaie comme l'autre.

Si ce modèle n'allait pas non plus il faudrait que le mari fasse usage du condom, s'il s'y refusait la femme devrait prendre le **pessaire tubulaire** (prix 1 fr.) qui, au lieu de servir d'obturateur au vagin, couvre le sommet de la matrice comme une casquette. La femme introduit d'abord le doigt pour chercher le sommet de l'utérus (voir page 4); elle fait ensuite glisser le pessaire tubulaire jusqu'à ce que celui-ci se colle comme une ventouse sur ce sommet. La paroi supérieure du pessaire doit entrer la première, et on doit placer l'instrument de telle manière que dans le coït, le mari touche à peine le fond du pessaire. Après le premier coït, la femme doit s'examiner et voir si le pessaire est resté en place.

On doit prendre des injections tout comme avec les pessaires précédents.

Si l'on ne réussit avec aucun de ces moyens la femme doit user de l'**éponge** de toilette. Cette éponge doit avoir la grosseur du poing d'un enfant et être plutôt trop grande que trop petite afin de bien obturer le vagin.

On attache un ruban à cette éponge pour pouvoir la retirer. Il importe de la renouveler de temps à autre, car elle perd son élasticité avec l'usage. Il faut, avant de l'introduire, l'humecter de la même solution qui sert pour prendre l'injection et la placer ensuite de telle manière que la matrice soit bien couverte Les injections doivent être prises avec les éponges, tout comme avec les pessaires, avant l'introduction de l'éponge et immédiatement après le coït. La sécurité n'est pas aussi complète qu'avec les pessaires.

*
* *

Cependant, l'éponge est encore préférable à certains moyens indiqués dans les journaux et qui sont d'un prix assez élevé, tels que : les **olives fondantes** contenant de la quinine ou quelque autre matière acide. On les introduit avant le coït et aussi près que possible de l'orifice de la matrice, dans l'espoir qu'elles pourront fondre au bon moment et rendront ainsi le sperme inefficace;

L'**atokos** ou autres **seringues à poudre** contenant de la poudre acide qu'on insuffle dans le vagin;

Si l'on utilise une de ces deux méthodes on fera bien de prendre des injections énergiques immédiatement après le coït.

Les **injections** si grandes qu'elles soient, et si bien faite que soit la seringue ne suffisent pas seules; elles arrivent souvent trop tard.

Le Dr Hinz a inventé une petite **seringue à deux ballons**, recommandée par le Dr Fischer Duckelman pour injecter un liquide spermaticide tiède juste avant le coït; cette seringue est appelée **facilitas**, mais elle n'est point facile à manier, ni sûrement efficace.

Avec ces seringues on peut employer un des liquides indiqués au chapitre suivant.

Pour l'efficacité de l'un quelconque de ces moyens il est indispensable que la femme connaisse l'endroit où se trouve l'orifice de la matrice. (Voir la figure).

Injections

L'injection est la partie essentielle de l'hygiène sexuelle de la femme ; mais elle ne suffit pas seule ; elle complète les autres moyens préventifs.

Comme liquide on peut employer toute solution acide, par exemple : le **vinaigre** étendu de son volume d'eau, ou une solution 1 pour cent, d'**acide citrique**, d'**acide tartrique**, etc.; toute solution astringente qui guérit en même temps les flueurs blanches : le sulfate de zinc pur ou brut, ou l'alun tous deux à 1 pour cent (une cuillerée à dessert de la poudre dans un litre ou une grande bouteille d'eau); le **sublimé**, (bichlorure de mercure) un décigramme dissout dans la même quantité d'eau.

Cette dernière solution est aussi très active contre les maladies vénériennes ; mais employée trop fréquemment elle finit par être toxique.

On pourrait ajouter les solutions de cuivre et d'argent mais ces deux solutions font des taches sur le linge. Le cuivre est toxique à la longue.

***

Maintenant, quelle seringue doit-on employer ?

L'instrument le plus simple est la seringue en verre, non courbée, grand modèle (contenant 60 cmc. de liquide) dont le prix est de 2 fr. On verse la solution dans une tasse et on l'aspire dans la seringue ; le piston doit être si parfaitement ajusté que le liquide ne puisse s'écouler quand on tient la seringue debout. La manière la plus efficace de prendre l'injection est de se placer couchée sur le dos au-dessus d'un vase recevant l'eau qui s'écoule, les jambes relevées et écartées. On enfonce la seringue aussi loin que possible dans les parties génitales ; on pousse ensuite le piston avec la plus grande vitesse possible; cela fait on dirige la seringue à droite et à gauche de façon à nettoyer tous les replis du vagin.

On peut aussi employer d'autres instruments par exemple : toute **seringue** à canule assez longue ; le **clysopompe** qui se remonte à ressort; le **clysoir**; l'**irrigateur** qu'on suspend au mur aussi haut que possible.

Ces instruments demandent une plus grande quantité de solution (1 litre) que les seringues en verre. Quand il fait trop froid ou lorsque la femme est très sensible il faut faire tiédir la solution.

La canule ne doit pas être trop courbée et doit avoir une longueur suffisante pour pénétrer aussi loin que possible. Il importe de la bien diriger et de la remuer avec assez d'énergie dans toutes les directions pour s'assurer que rien ne reste dans les replis.

Les seringues les moins pratiques sont les poires en caoutchouc avec lesquelles il arrive souvent qu'on envoie seulement de l'air resté dans la poire.

LISTE DES PRATICIENS

Agréés par la Ligue de la Régénération humaine

Consultations sur les moyens pour éviter la grossesse, hygiène sexuelle. Prix réduits pour nos abonnés.

Il ne sera pas répondu aux demandes d'avortemen

PARIS. — Dr Meslier, 30, rue du Faubourg Montmartre, de midi à 2 heures (sauf les jours fériés).

— Dr J. Darricarrère, 14, rue Jean Vaury, XIVe, de 2 h. à 4 heures mardi, jeudi, samedi.

— Dr Sarazin, 24, rue Lepic, XVIIIe. Tous les jours de 1 h. h. à 3 heures.

— Marot, herboriste, 53, rue du Chemin-Vert, XIe. Procure les objets de préservation.

— Mme H. Piens, sage-femme, 71, rue Truffaut, XVIIe, lundi, (mercredi gratuit), vendredi. Procure les objets de préservation.

— M. et Mme E. Humbert-De Bast, 27, rue de la Duée, XXe tous les jours de 10 h. à 5 h. ; le dimanche, le matin seulement. Procurent les objets de préservation.

Expédition en province et à l'étranger, sous emballage fermé et sans indication apparente. Demander le tarif.

St-OUEN (Seine). — Mme Petit, sage-femme, 11, rue des Entrepreneurs. Communication, Bastille-Cimetière St-Ouen. Procure les objets de préservation.

CHARENTON (Seine). — Mme Chiray, 11, rue de la République. Procure les objets de préservation.

St-DENIS (Seine). — Mme Bourry, 45, rue de la République; tous les jours de 2 h. à 5 h. de l'après-midi. Procure les objets de préservation.

MELUN (Seine-et-Marne). — Mme Lallia, herboriste, 3, quai des Fourneaux, tous les jours — le dimanche excepté — de 10 h. du matin à 4 h. du soir. Procure les objets de préservation.

ISSOUDUN (Indre). — Martinet, pharmacien, 47, place des Marchés. Procure les objets de préservation.

LE FLEIX (Dordogne). — Dubrange, pharmacien. Procure les objets de préservation.

SISTERON (Basses-Alpes). — Ferrand, pharmacien, rue de Provence. Procure les objets de préservation

PONT-l'ABBÉ (Finistère). — Le Carval, aide-pharmacien.

AIN-TÉMOUCHENT (Oran). — Dr L. Achard, rue Carnot. Consultations gratuites.

COURCELLES (Belgique). — Dr Fernand Mascaux.

ANVERS. — Mme S. Weyl, 28 Lange Ruysbroeckstraat.

LAUSANNE (Suisse). — Mme Maléeff-Wintsch, docteur en médecine. Petit Montriond (route d'Ouchy). Procure les objets de préservation.

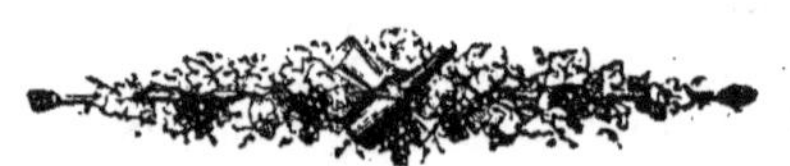

En vente à RÉGÉNÉRATION

27, rue de la Duée, PARIS XXe.

Bureaux ouverts de 10 heures du matin à 5 heures du soir.
Le Dimanche, le matin seulement.

Feuillets de 2 pages pour distribution, 0 fr. ,35 le cent. ; 2 fr. 50 le mille :
AUX FEMMES. — AUX GENS MARIÉS.

CARTES POSTALES ILLUSTRÉES, **la collection de huit cartes. Prix : 0 fr. 50, franco, 0,55.**

ETIQUETTES GOMMÉES, 4 feuilles de 24 étiquettes différentes. Prix. 0 fr 15, franco 0,20.

Brochures

LIBRE AMOUR-LIBRE MATERNITÉ par **Paul Robin, prix 0 fr. 05,** franco 0,10.

POPULATION-PRUDENCE PROCRÉATRICE **par Paul Robin, prix 0 fr. 05, franco 0,10.**

LE NÉO-MALTHUSIANISME par Paul Robin, **prix 0 fr. 10, franco 0,15.**

CONTRE LA NATURE par Paul Robin, **prix 0 fr. 10, franco 0,15.**

MALTHUS ET LES NÉO-MALTHUSIENS **par Paul Robin, prix 0 fr. 10, franco 0,15.**

LES PROPOS D'UNE « FILLE », recueillis par Paul Robin, prix 0 fr. 10, franco 0 15.

DÉGÉNÉRESCENCE DE L'ESPÈCE HUMAINE, causes et remèdes. **Communication** à la Société d'Anthropologie de Paris, par Paul Robin. **Prix** : 0 fr. 10, franco 0,15.

LE PROBLÈME DE LA POPULATION, par Sébastien Faure, **prix 0 fr. 15, franco 0,20.**

CONTROVERSE SUR LE NÉO-MALTHUSIANISME. Communication du Dr E. Javal à l'Académie de médecine, et réponse par Paul Robin, Prix : **0 fr. 20, franco 0,25.**

LE LIVRE DES MÈRES, par Lucy Schmidt, prix, 0 fr. 25, franco, 0,35.

MOYENS D'EVITER LES GRANDES FAMILLES, **traduction de la brochure** De Middelen ter voorkoming van groote gezinnen, **publiée par la Ligue Néo-Malthusienne néerlandaise, prix 0 fr. 30,** franco 0. 35.

PLUS d'AVORTEMENTS, moyens scientifiques et pratiques de limiter la fécondité de la femme, par le Dr **Knowlton, traduction de l'anglais par G. Lennox** L. Roman, éditeur à Namur **Prix 0 fr. 50, franco 0,55.**

LA PRÉSERVATION SEXUELLE, par le docteur A. B. de Liptay. Prix, 0 fr. 75 ; pour nos lecteurs, 0 fr. 60 ; franco, 0 fr. 65.

PAR LA REVOLTE, scène symbolique par Mme Nelly Roussel, avec introduction de Sébastien Faure, prix 0 fr. 50. franco 0,60.

SOCIALISME ET NEO-MALTHUSIANISME par X. Y. Z., L. Roman, éditeur à Namur, prix 0 fr 60, franco 0.70.

POPULATION ET SUBSISTANCES, essai d'arithmétique économique, avec 2 tableaux statistiques, par G. Giroud. Schleicher, éditeur. Prix 1 fr. franco 1,15.

Volumes

ÉLEMENTS DE SCIENCE SOCIALE, ou Religion physique, sociale et naturelle. Exposé sur la véritable cause, et sur le remède des trois principaux maux de la société : la Pauvreté, la Prostitution et le Célibat, par Georges Dyrsdale, docteur en médecine.

Sixième édition française, traduite d'après la 32e édition anglaise, revue et corrigée par l'auteur. Prix 3 fr.; franco 3,50.

DU PRINCIPE DE POPULATION, par Joseph Garnier, membre de l'Académie des sciences morales et politiques, Guillaumin, éditeur Prix franco 10 francs.

PROPHYLAXIE SEXUELLE, causeries médicales sur la préservation et les préservatifs sexuels, avec 25 figures dans le texte, par le Dr A. B de Liptay. Prix : 10 fr. Pour nos abonnés seulement, 3 fr. 50, franco, 4 fr

FÉCONDE, roman, par Daniel Riche, Flammarion éditeur. Prix 2 fr. 75 franco 3,25.

STÉRILE, roman par Daniel Riche, Flammarion éditeur. Prix 2 fr. 75, franco 3,25.

SÉSAME ou la MATERNITÉ CONSENTIE, roman par Michel Corday, Fasquelle éditeur Prix 2 fr. 75, franco 3,25.

MATERNITÉ, drame en 3 actes par Brieux. V. Stock. éditeur. Prix 2 fr. 75. franco 3.25.

Périodiques

Les abonnements sont reçus à **Régénération)**

THE MALTHUSIAN, organe de la Ligue Malthusienne anglaise; W.-H. Reynolds, New-Cross, London. S. E. mensuel, abonn. Prix, 2 fr. par an.

SOZIAL HARMONIE. Organe de la Ligue allemande, Social harmonische-Verein, M. Hausmeister à Stuttgart, mensuel; abonnem., 3 fr. 50 par an.

LUCIFER (The light-Bearer), hebdom. Moses Harman, 500 Fulton street Chicago, Ill. Etats-Unis. Abonnement 6 fr. par an.

SALUD Y FUERZA, **organe de la Ligue néo-malthusienne espagnole : Bullfi, 98, Calle Commercio, Barcelone. — Souscription volontaire.**

HET GLUKKIG HUISGEZIN *(La famille heureuse)*, **organe de la Ligue néo-malthusienne néerlandaise. Dr J. Rutgers, Hugo de Grootstraat 32, La Haye. Abonnement. 1 fr. 50 par an.**

RÉGÉNÉRATION années 1902-1903-1904-1905, prix, 1 fr. 50 chacune.

HUMBERT, imprimeur, 27, rue de la Duée, Paris XXe.

www.ingramcontent.com/pod-product-compliance
Lightning Source LLC
LaVergne TN
LVHW050511160826
845677LV00003B/1071

* 9 7 8 2 3 2 9 6 3 4 2 5 8 *